Inhalt

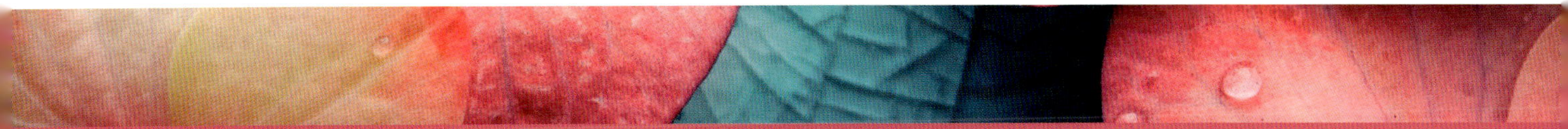

„Ein gut gelebter Tag
ist die beste Medizin."

Dr. Manu Das

KAPHA

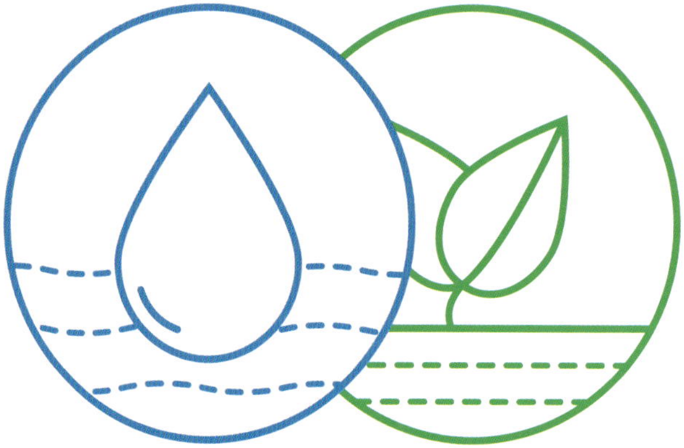

Wasser & Erde

VATA

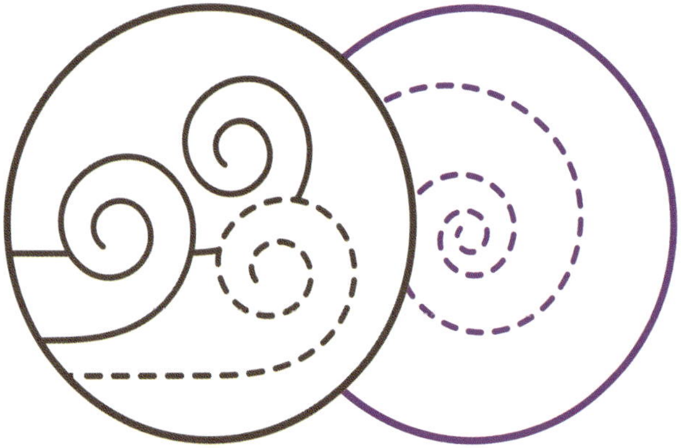

Luft & Äther

PITTA

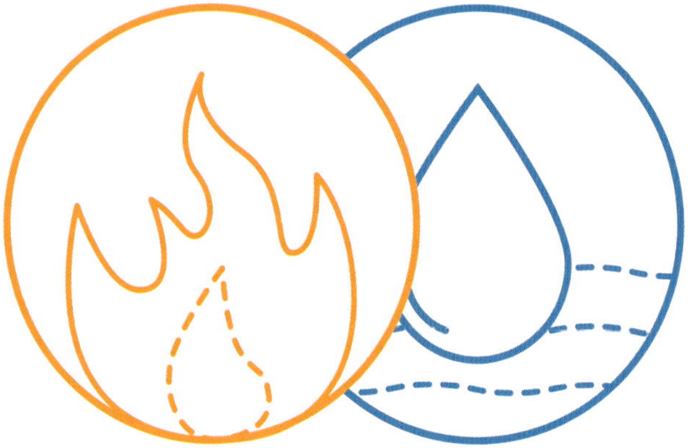

Feuer & Wasser

Einleitung

Ayurveda ist die Wissenschaft oder das Wissen über Leben, Langlebigkeit und Wohlbefinden. Es ist ein Studium all dessen, was das Leben beeinflusst. Ein Studium, das auf mehr als 5000 Jahre alte Texte, die Veden, zurückgeht. Der Leitgedanke der ayurvedischen Medizin ist die Überzeugung, dass Körper und Geist untrennbar miteinander verbunden sind. Die Ziele sind, Harmonie und Gesundheit im Körper zu stärken.
Menschen, die den ayurvedischen Prinzipien folgen, werden mit einem langen, gesunden, erfüllten und freudigen Leben belohnt, das frei von Krankheiten ist.
Im Ayurveda gibt es drei Doshas (bioenergetische Intelligenzen)

KAPHA – Erde und Wasser **VATA** – Raum und Luft **PITTA** – Feuer und Wasser

Wir alle bestehen aus einer einzigartigen Kombination dieser drei Doshas. Obwohl jeder etwas von jedem hat, neigen die meisten Menschen dazu, ein oder zwei der Doshas im Übermaß zu haben. Diese einzigartige Kombination wird zum Zeitpunkt der Empfängnis festgelegt und ist Ihr persönlicher Bauplan (Sanskrit Prakriti).
Im Laufe Ihres Lebens ändert sich das Verhältnis der einzelnen Doshas ständig, abhängig von Ihrem Alter, Ihrer Umgebung, Ihrer Ernährung, den Jahreszeiten und anderen Faktoren.
Die Wissenschaft des Ayurveda hat zwei Hauptzweige:

- ✓ Die Erhaltung der Gesundheit eines gesunden Menschen
- ✓ Heilung der Krankheit eines Patienten

Heutzutage ist das Gesundheitsmanagement ein wichtiger Bestandteil zur Verbesserung der Lebensqualität geworden. Viele Krankheiten sind auf einen ungesunden Lebensstil und ungesunde Ernährungsgewohnheiten zurückzuführen. In ayurvedischen Texten werden verschiedene grundlegende Prinzipien erläutert, die darauf abzielen, das Auftreten von Krankheiten zu verhindern und ein gesundes Leben zu fördern.

OHM....OHM...OHM
SAHANA VAVATU
SAHANAU BHUNAKTU.
SAHAVEERYAM KARAVAVAHAI
TEJASVI NAVADHITAMASTU
MA VIDVISHA VAHAI
OHM... SHANTI SHANTI SHANTIHI

OHM....OHM...OHM
MAY WE ALL BE PROTECTED
MAY WE ALL BE NOURISHED.
MAY WE WORK TOGETHER WITH GREAT ENERGY
MAY OUR STUDIES BE ENLIGHTENING
LET THERE BE NO ANIMOSITY AMONGST US PEACE TO ALL

Ayurvedische Routine

Dinacharya kann die Lebensqualität verbessern und die Gesundheit erhalten. Dinacharya – Din bedeutet täglich und charya bedeutet Aktivität oder Programm – ist notwendig für die Aufrechterhaltung eines gesunden Körpers, Verstandes und Geistes. Sie ist nützlich, um eine ausgeglichene Konstitution zu schaffen, die Verdauung und Absorption zu unterstützen und zu Frieden und Glück zu führen.

Im Ayurveda hat die täglichen Routine eine große Bedeutung, die keinenfalls unterschätzt werden darf. Sie ist eines der wirksamsten ayurvedischen Mittel zur Verbesserung des allgemeinen Wohlbefindens und der Gesundheit. Sie gibt den Ton für den ganzen Tag an und bringt ein Gefühl von Zufriedenheit und Ruhe. Durch die tägliche Routine haben Körper, Geist und Seele die Möglichkeit, sich zu erden und zu reinigen, um den Tag neu zu beginnen.

Die tägliche Routine hilft Ihnen, sich mit der Natur zu verbinden, indem sie Ihnen Ihre natürliche Umgebung bewusst macht und dafür sorgt, dass Sie im Einklang mit dem Rhythmus der Natur leben. Sie fördert einen gesunden Lebensstil durch die Stärkung des Immunsystems. Massieren und Meditieren baut Stress und Spannungen in Körper und Geist ab.
Die Praxis umfasst unter anderem Achtsamkeit durch Meditation, Reinigung und Massage des Körpers, Yoga- und Atemübungen sowie eine angemessene Ernährung.

Mit all den positiven Effekten, die eine gesunde tägliche Routine mit sich bringt, ist dies ein idealer Einstieg in einen ayurvedischen Lebensstil.
Eine Dinacharya sollte von jedem Menschen genutzt werden, unabhängig von seinem Dosha, Alter oder Geschlecht. Jeder wird davon profitieren, wenn er einen regelmäßigen, gesunden Tagesablauf hat.

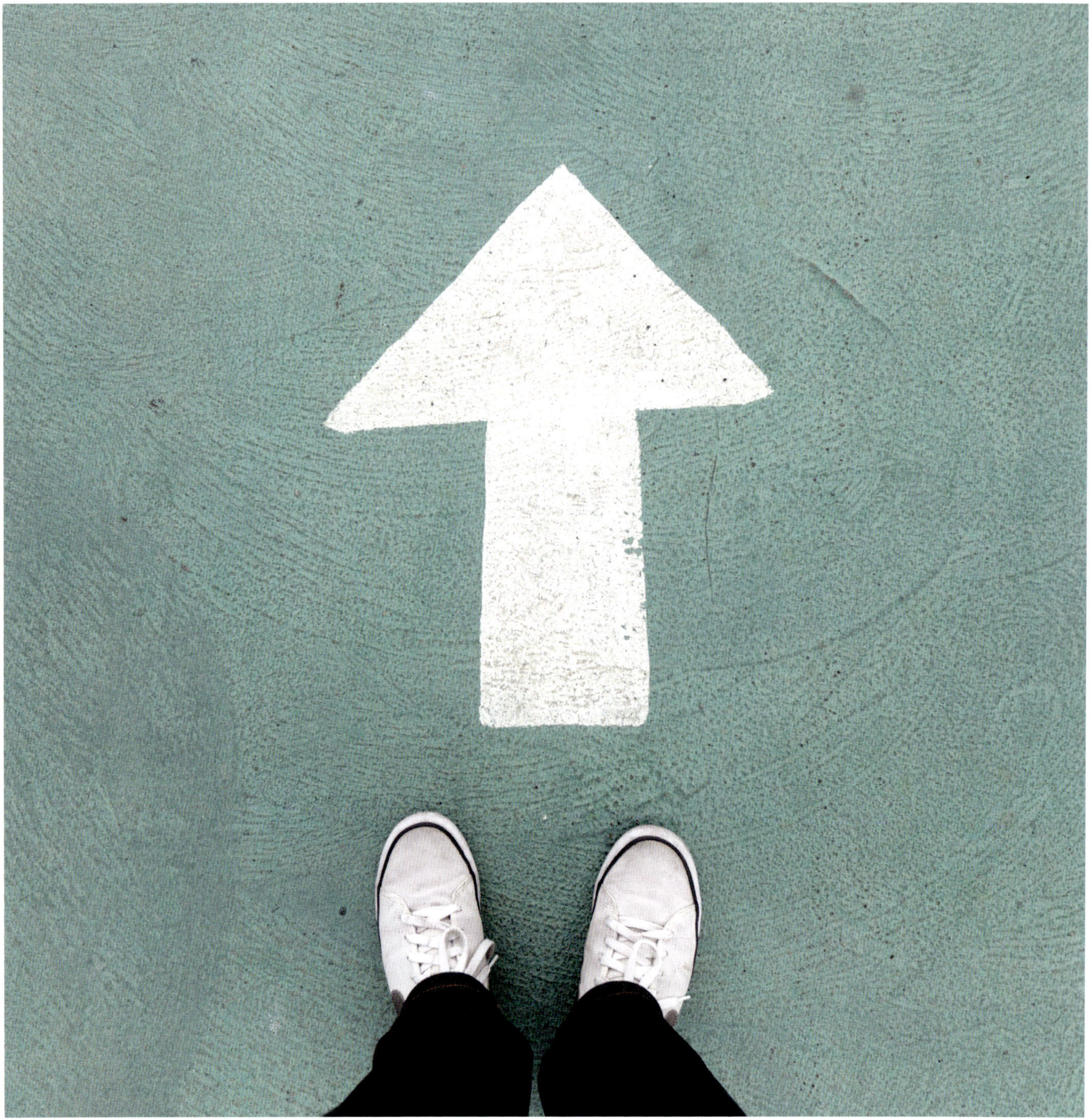

Wie starte ich?

Eine tägliche Routine bringt radikale Veränderungen für Geist, Körper und Bewusstsein. Sie hilft, die eigene Konstitution ins Gleichgewicht zu bringen. Sie harmonisiert auch die biologische Uhr, fördert die Verdauung und die Aufnahme von Nährstoffen. Sie führt zu Disziplin im Leben, Frieden, Glück und Langlebigkeit. Die Wirkung, sich mit Dinacharya wirklich um sich selbst zu kümmern, ist unglaublich stark. Wenn man sich zu einer täglichen Routine verpflichtet, wird man in sehr kurzer Zeit positive Ergebnisse erzielen.

Die gute Nachricht ist, dass der Aufbau eines gesunden Tagesablaufs nicht von heute auf morgen geschehen muss. Am besten ist es, langsam und individuell zu arbeiten. Zu viele Veränderungen auf einmal können Sie frustrieren und überfordern. In diesem Buch beschreiben wir alle gängigen Praktiken, was nicht bedeutet, dass Sie alles auf einmal anpassen müssen!

Gehen Sie es in Ihrem eigenen Tempo an. Finden Sie die Bereiche, die Ihnen leicht fallen, und setzen Sie sich 2 bis 3 Ziele für die ersten 4 Wochen, und fangen Sie dann an, weitere hinzuzufügen, wenn Sie sich wohl fühlen.

„Das Geheimnis des Erfolgs liegt in der Regelmäßigkeit."

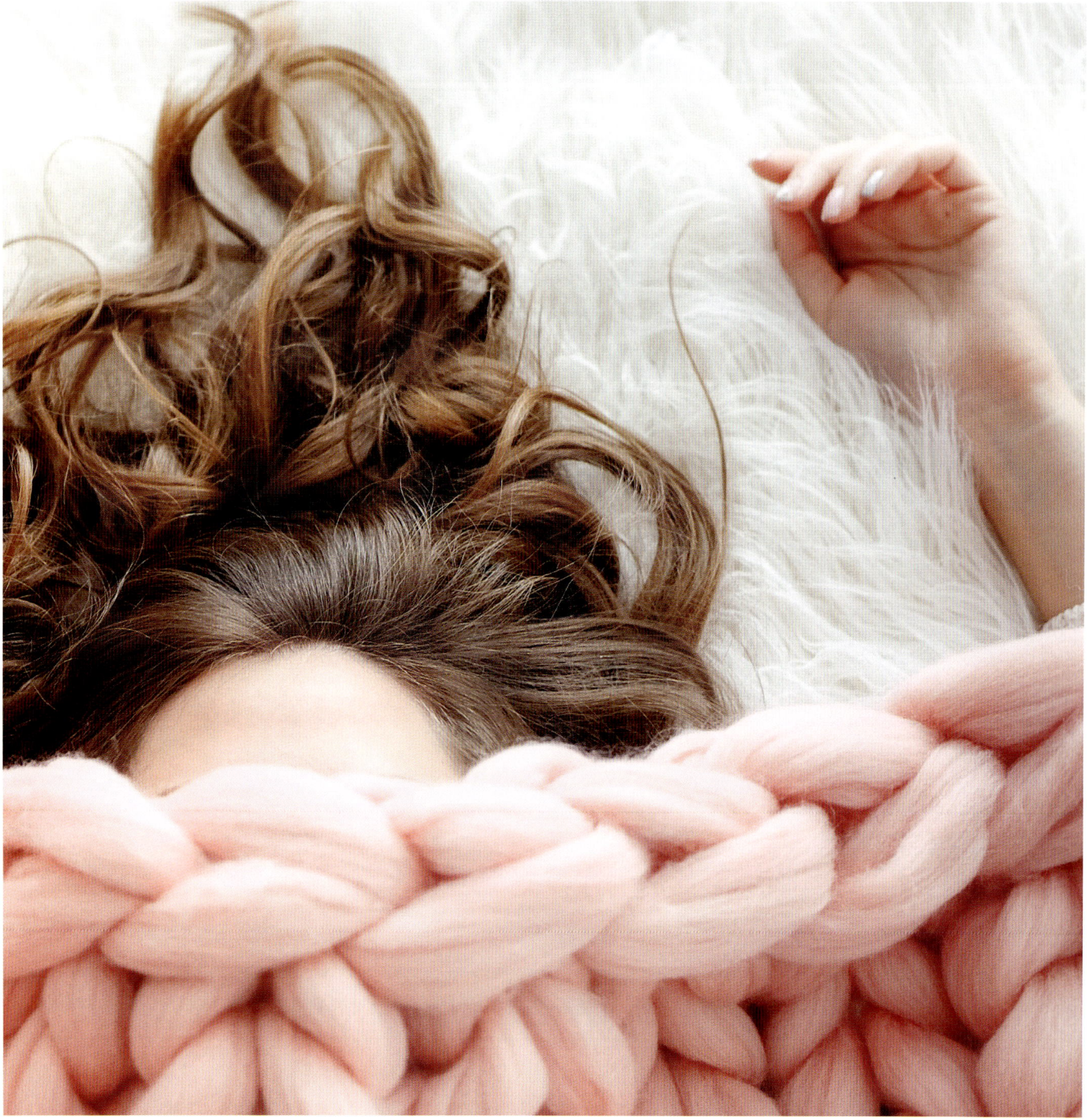

Morgenrituale

Obwohl sich Dinacharya auf die Routine bezieht, die Sie über den ganzen Tag verteilt praktizieren, liegt der Schwerpunkt auf den Morgenritualen.

AUFWACHEN

Stehen Sie früh auf, im ayurvedischen Sinne bedeutet das vor Sonnenaufgang, damit Sie Ihren Körper mit dem Rhythmus der Sonne synchronisieren können. Bewegen Sie gleich nach dem Aufwachen, bevor Sie aufstehen, Ihre Zehen auf und ab, das spült Giftstoffe, die sich im Schlaf angesammelt haben, aus Ihrem System. Reiben Sie dann Ihre Handflächen aneinander, bis sie warm sind, und legen Sie sie auf Ihr Gesicht und Ihre Augen, um die Energie von Ihren Handflächen auf den Rest Ihres Körpers zu übertragen. Nehmen Sie sich ein paar Augenblicke Zeit, um die Schönheit des Tages zu genießen, bevor die Hektik des Alltags einsetzt.

DANKBARKEIT

Was ist das erste, was Ihnen in den Sinn kommt, wenn Sie morgens aufwachen? Viele spirituelle Lehren betonen die Bedeutung Ihres ersten Gedankens, der Sie für den ganzen Tag prägen kann. Es gibt zahlreiche wissenschaftliche Studien, die zeigen, dass Dankbarkeit für all die guten Dinge im Leben dazu beitragen, Stress und Ängste zu verringern. Die Forschung hat gezeigt, dass wir umso glücklicher sind, je mehr wir zu schätzen wissen. Die gute Nachricht ist, dass Sie sich jeden Morgen bewusst dafür entscheiden können, einen Zustand der Dankbarkeit zu schaffen. Versetzen Sie sich bewusst in einen Zustand der Dankbarkeit, sobald Sie die Augen öffnen und Ihre Füße den Boden berühren. Denken Sie daran, dass nicht jeder an diesem Morgen die Augen öffnet, es ist ein neuer Tag und ein Geschenk, das Ihnen gemacht wurde.
Dehnen Sie sich und spüren Sie Ihren Körper, seien Sie dankbar für die Möglichkeit, dies zu tun!

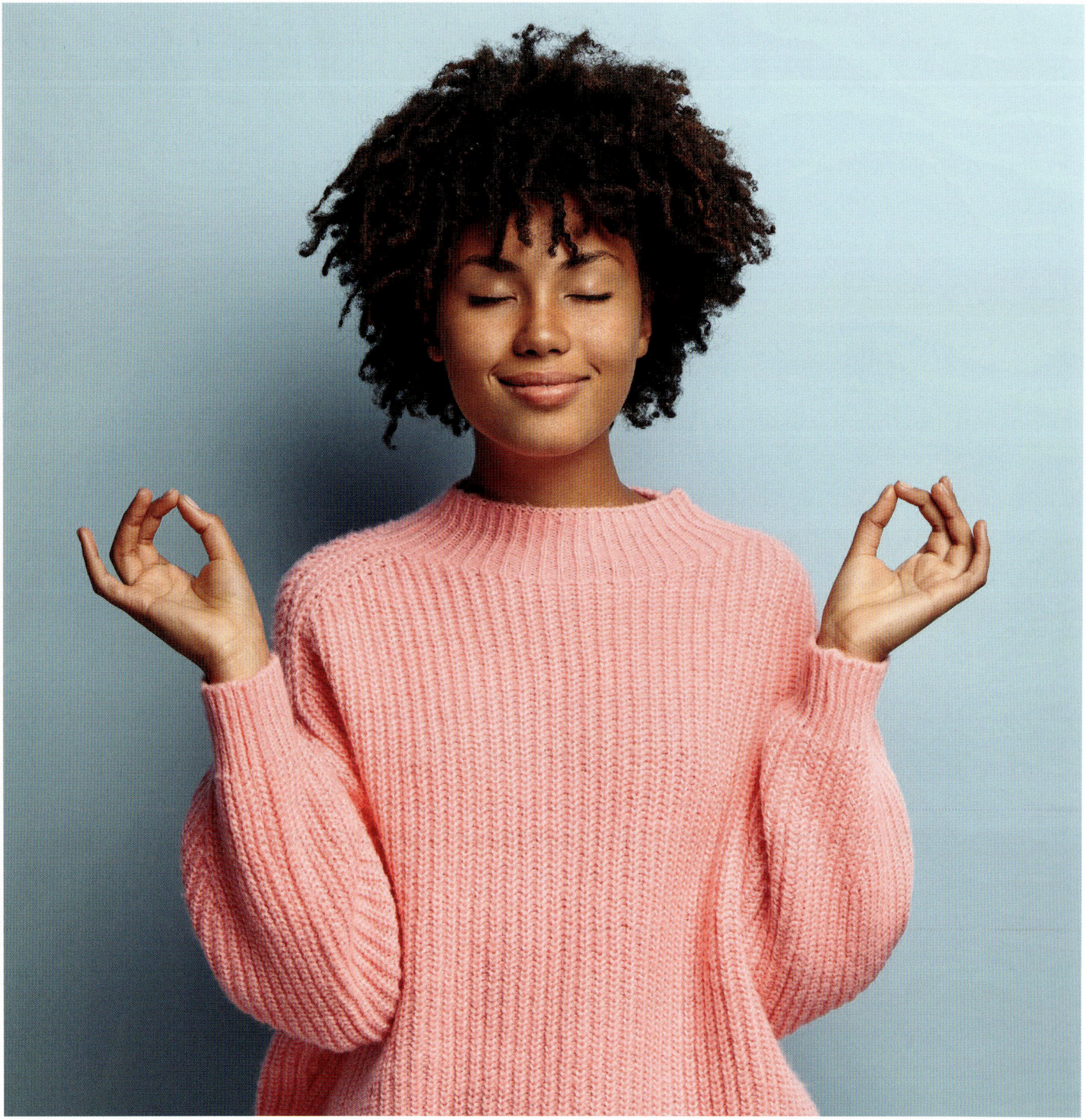

GESICHT, AUGEN UND MUNDRAUM REINIGEN

Spritzen Sie Ihr Gesicht mit kaltem Wasser ab, waschen Sie Ihre Augen und massieren Sie Ihre Augenlider, indem Sie sie sanft reiben. Blinzeln Sie mehrmals mit den Augen und drehen Sie die Augen in alle Richtungen. Trocknen Sie Ihr Gesicht mit einem sauberen Handtuch ab. Ein Spritzer kaltes Wasser bringt ein Gefühl der Frische in Körper und Geist.

ZUNGE SCHABEN & GURGELN

Die Zungenreinigung ist ein Ritual, bei dem unerwünschte Giftstoffe und Rückstände sanft von der Zunge geschabt werden. Diese Praxis hilft bei der Bekämpfung von Bakterien, die Mundgeruch verursachen und führt Giftstoffe und Ama (toxische Produkte aus unsachgemäß verdauter Nahrung) aus dem Körper heraus. Sie bereitet das Verdauungssystem auf den Tag vor, indem sie die Geschmacksknospen stimuliert.
Wir empfehlen Zungenreiniger aus Kupfer. Sie reinigen die Zunge gründlich, haben antibakterielle Eigenschaften und halten länger als Edelstahl- oder Plastikvarianten. Öffnen Sie Ihren Mund, strecken Sie die Zunge heraus und prüfen Sie, ob ein Belag vorhanden ist.
Beginnen Sie damit, den Zungenreiniger so weit wie möglich am hinteren Ende der Zunge anzusetzen und schaben Sie vorsichtig nach vorne. Spülen Sie den Zungenreiniger ab und wiederholen Sie den Vorgang, bis keine Rückstände mehr vorhanden sind und Ihre Zunge sauber ist.

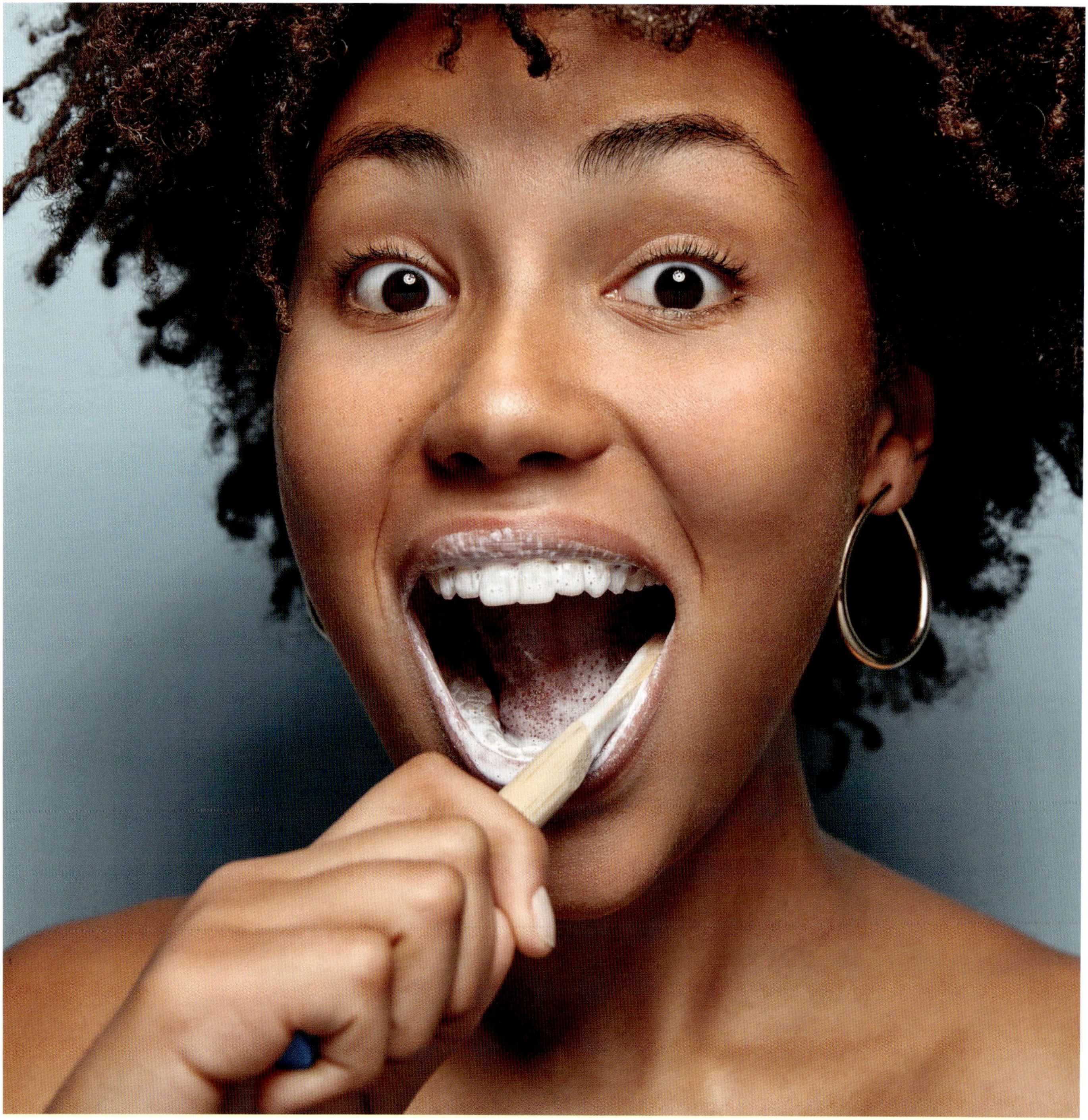

ÖLZIEHEN & ZÄHNEPUTZEN

Ölziehen oder Kavala graha ist ein Ritual, bei dem man bis zu zwanzig Minuten lang Öl durch die Zähne, den Mund und das Zahnfleisch zischt oder zieht.

Dieses Verfahren hat eine Vielzahl von Vorteilen für die allgemeine Mundgesundheit und Hygiene. Es hellt die Zähne auf, stärkt das Zahnfleisch und beseitigt Zahnbelag. Außerdem schmiert es die Haut von innen und beugt so Falten im Mundbereich vor.

Viele Menschen verwenden Kokosnussöl oder Sesamöl wegen seiner antibakteriellen und antimykotischen Eigenschaften und seines angenehmen Geschmacks.

Danach putzen Sie Ihre Zähne mit einer Zahnbürste. Probieren Sie ayurvedisches Zahnpulver, eine fluoridfreie Kombination aus Kräutern und Mineralien für die Mundhygiene.

NASYA

Im Ayurveda ist der Nasengang der Eingang zum Gehirn, der Kanal für Prana, unsere Lebensenergie. Es ist sehr wichtig, diesen Durchgang frei und gesund zu halten.

Nasya ist der ayurvedische Begriff für jede Therapie, die sich mit der Nase beschäftigt. Es gibt spezielle Nasya-Öle, die aus Sesamöl und Bio-Kräutern bestehen und die Nase und die Nebenhöhlen schützen und reinigen.

Geben Sie 2 bis 3 Tropfen warmes Öl (oder Ghee) in jedes Nasenloch oder tauchen Sie Ihren Finger in das Öl und tragen Sie es in den Nasenlöchern auf. Dies hilft, den Bereich zu reinigen und zu befeuchten.

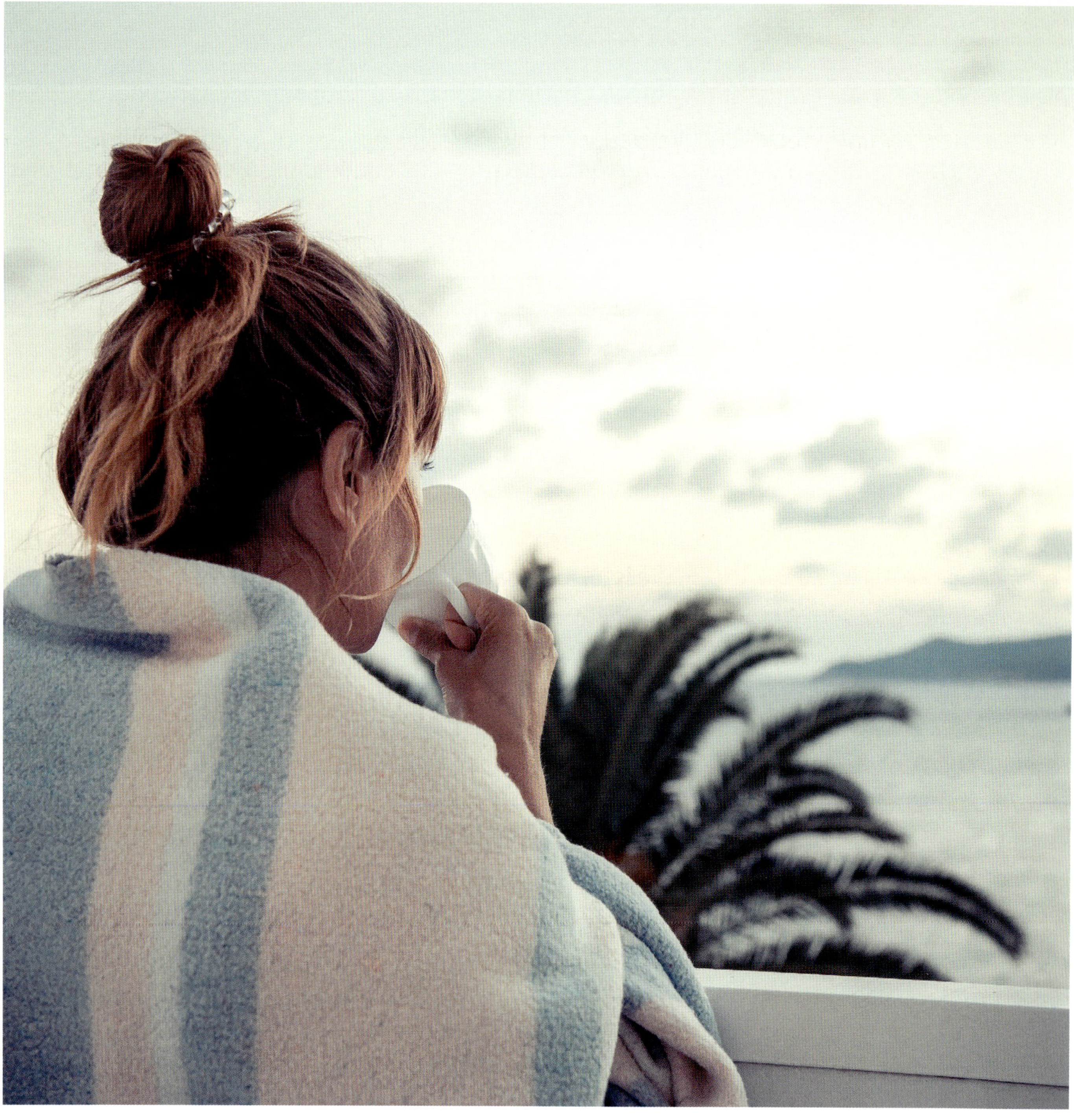

WARMES WASSER TRINKEN

Ein oder zwei Gläser warmes Wasser zu trinken, ist der perfekte Start in den Tag. Warmes Wasser reinigt und weckt den Verdauungstrakt, befeuchtet das Gewebe und fördert den Stuhlgang. Viele Menschen stellen fest, dass das Trinken von warmem Wasser auf nüchternen Magen auch bei der Gewichtsabnahme hilft. Man kann dem Wasser auch Zitrone zusetzen, da diese entzündungshemmend wirkt und den Körper alkalisiert. Zitrone ist reich an Vitamin C, das das Immunsystem gesund hält und Infektionen abwehrt.

Erhitzen Sie das Wasser in einem Topf und lassen Sie es mindestens 10 Minuten lang köcheln. Danach wieder leicht erkalten lassen. Nach Geschmack frisch gepressten Bio-Zitronensaft hinzufügen. Genießen!

FÜHREN SIE EIN DANBARKEITSTAGEBUCH

Ein Dankbarkeitstagebuch zu führen ist ein wunderbares Mittel zur Selbstreflexion. Es geht nicht darum nur große, lebensverändernde Ereignisse zu notieren, vielmehr dient es dazu, uns die kleinen, wundervollen Dinge und Begegnungen des Alltags bewusst zu machen.

Reservieren Sie am Morgen oder am Abend 5 Minuten Zeit, und schreiben Sie etwa drei bis fünf Dinge auf.

- ✓ Was ist mir heute Gutes widerfahren?
- ✓ Was schätze ich an meinen Freunden/Familie
- ✓ Was ist positiv in meinem Leben

Das Durchführen einer

Selbstmassage

ist eine tiefgreifende

Praxis der

Verjüngung

und liebevoller

Selbstfürsorge.

SELBSTMASSAGE/ABHYANGA

Abhyanga (Reiben der Gliedmaßen) steht im Ayurveda für jede Art von Massage.
Selbst-Abhyanga hat viele Vorteile:

- ✓ Strafft das Körpergewebe
- ✓ Hilft der Muskulatur
- ✓ Beruhigt das Nervensystem
- ✓ Unterstützt einen gesunden, erholsamen Schlaf
- ✓ Nährt die Haut
- ✓ Stimuliert alle Organe
- ✓ Entgiftet das lymphatische System
- ✓ Fördert den gesunden Kreislauf

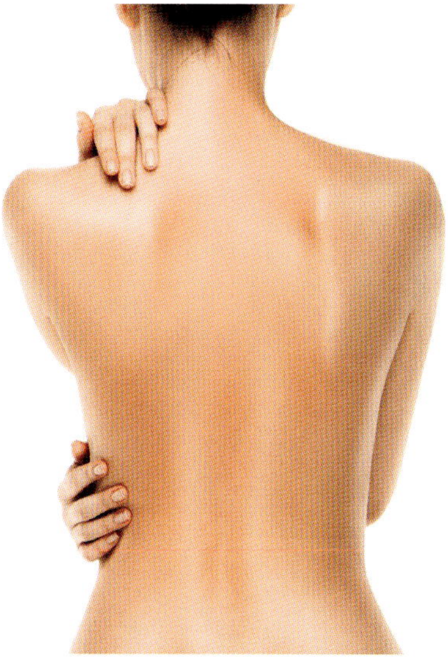

ABLAUF

Legen Sie das Öl (traditionell Sesam- oder Kokosnussöl) zunächst in ein warmes Wasserbad, bis es eine angenehme Temperatur erreicht hat. Beginnen Sie nun, das Öl 10 bis 15 Minuten lang in Ihren Körper einzumassieren, wobei Sie an den Extremitäten beginnen und sich zur Körpermitte hin vorarbeiten. Massieren Sie die Arme und Beine mit kreisenden Bewegungen an den Gelenken und Gliedmaßen. Massieren Sie den Unterleib im Uhrzeigersinn. Massieren Sie den Rücken, so gut Sie können, und streichen Sie den unteren Rücken nach unten, um den Energiefluss nach unten zu unterstützen.

Oft wird geraten zur Körpermassage einen Garsham-Handschuh (Rohseidenhandschuh) zu verwenden. Die Selbstmassage verlangsamt die Entropie und beugt Falten vor. Sie verbessert die Sehkraft, nährt den Körper und fördert einen guten Schlaf.

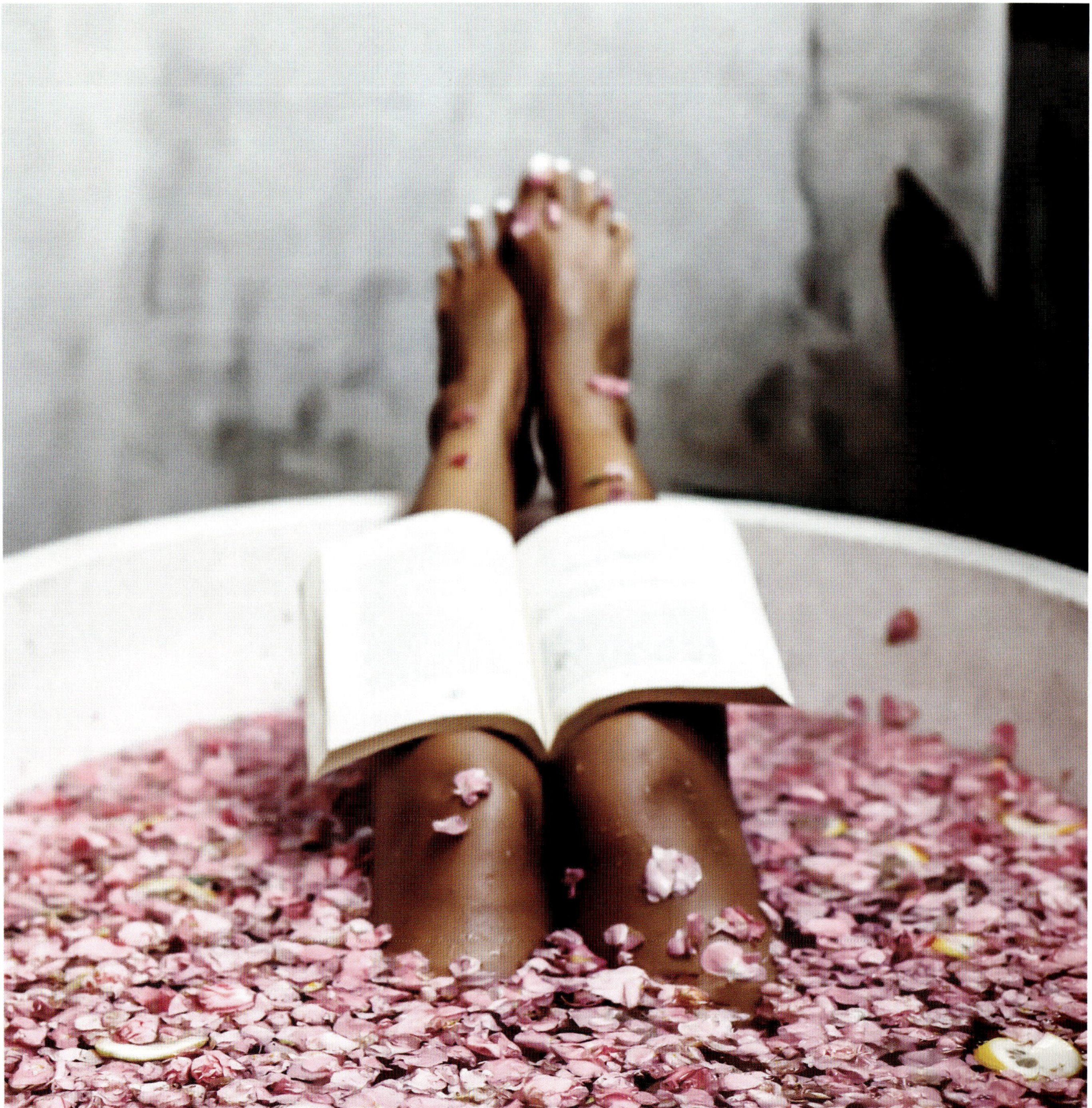

DUSCHEN

Duschen reinigt den Körper und bringt Energie und Wachsamkeit in den Körper.
Wenn Sie eine Selbstmassage durchgeführt haben, spülen Sie die Haut mit warmem Wasser ab, um überschüssiges Öl zu entfernen. Beenden Sie Ihre Morgenroutine, indem Sie Ihr Spiegelbild betrachten. Achten Sie darauf, ob Sie glücklich und zufrieden mit Ihrem Aussehen sind.

AUSSCHEIDEN

Stuhlgang jeden Morgen ist ein Zeichen für ein gesundes Verdauungssystem. Laut Ayurveda gelten 1 bis 3 Stuhlgänge pro Tag als gesund. Wenn Verstopfung auftritt, ist sie oft auf Dehydrierung zurückzuführen. Sollten Sie Schwierigkeiten haben, jeden Tag Stuhlgang zu haben, achten Sie darauf, dass Sie viel Flüssigkeit, Öle wie Ghee, Ballaststoffe und Leinsamen in Ihre Ernährung aufnehmen. Verschiedenen Studien zufolge sind moderne Toilettensitze nicht ideal: Die Position, in der wir sitzen müssen, entspannt die Muskeln nur wenig.
Dies erschwert die Ausscheidung und führt oft dazu, dass die Betroffenen mit Gewalt pressen, was häufig zu Hämorrhoiden führt. Um dies zu vermeiden, stellen Sie Ihre Füße auf eine kleine Stufe, so dass sich der Winkel ändert.

MEDITATION

Meditation ist eine hervorragende Übung, die Ihr Nervensystem und Ihren Geist auf den bevorstehenden anstrengenden Tag vorbereitet. Starten Sie zu Beginn mit 10 Minuten, in denen Sie sich auf Ihre Atmung konzentrieren. Beobachten Sie Ihre Gedanken, lassen Sie sie kommen und gehen wie die Wolken am Himmel. Wenn Sie zu sehr an einem Gedanken hängen, lenken Sie Ihre Aufmerksamkeit wieder auf Ihre Atmung. Versuchen Sie nicht, Ihre Gedanken zu bekämpfen, sondern lassen Sie sie einfach vorbeiziehen und bauen Sie sich mit verschiedenen Meditationsübungen Ihre persönliche Sitzung auf.

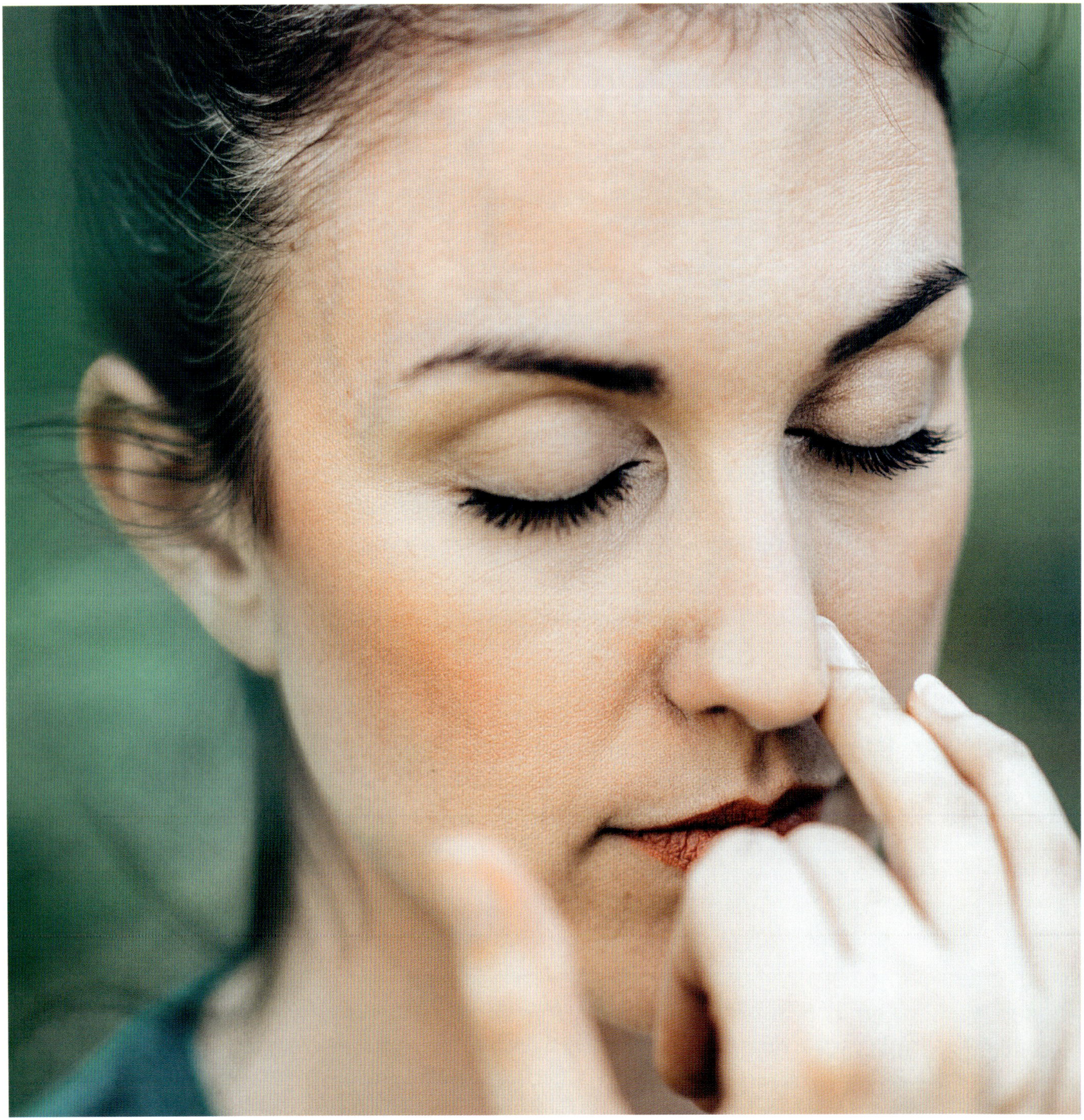

ATEMÜBUNG

Atemübungen, Pranayama genannt, sind eine yogische Heiltechnik, die das Bewusstsein ins Gleichgewicht bringen kann. Hier möchten wir Ihnen eine sehr einfache Atemübung vorstellen, die Sie leicht in Ihre tägliche Routine einbauen können: die Bauchatmung (abdominal breathing).

1. Legen Sie sich bequem auf Ihre Yogamatte und legen Sie Ihre Hände auf Ihren Bauch
2. Entspannen Sie Ihre Muskeln
3. Atmen Sie langsam durch die Nase ein und halten Sie dabei den Mund geschlossen
4. Füllen Sie Ihre Lungen mit Luft und blasen Sie Ihren Bauch wie einen Ballon nach außen auf
5. Ausatmen und dann wiederholen

Die Bauchatmung hat mehrere Vorteile:

✓ Sie hilft Ihnen, sich zu entspannen
✓ Sie senkt die schädlichen Auswirkungen des Stresshormons Cortisol in Ihrem Körper
✓ Sie erhöht die Versorgung der Muskeln und der Knochen mit Sauerstoff und Nährstoffen
✓ Sie senkt die Herzfrequenz und den Blutdruck
✓ Sie hilft Ihnen, Stress abzubauen

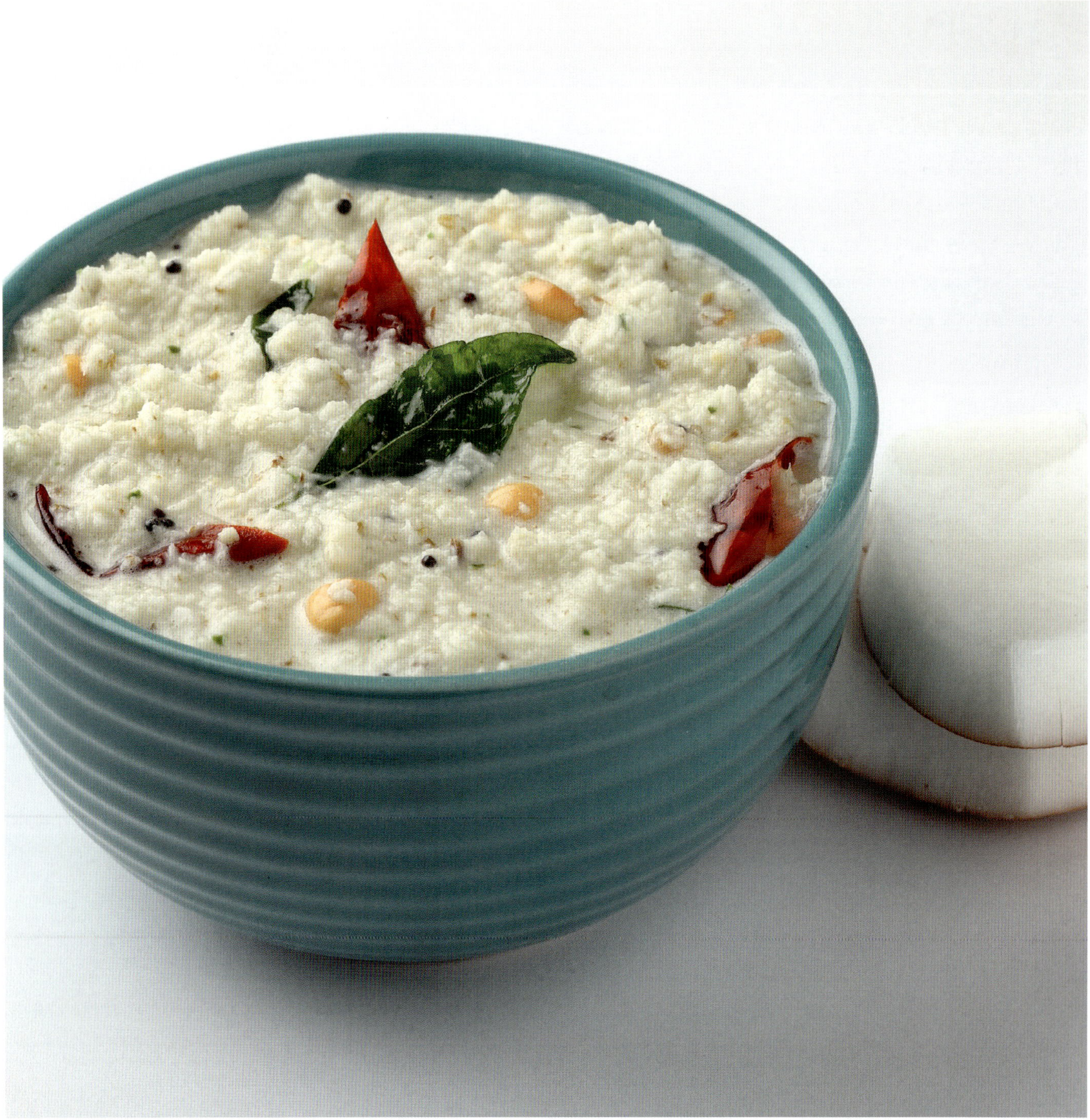

FRÜHSTÜCK

Der Verzehr von warmen, gekochten Speisen zu regelmäßigen Mahlzeiten ist ein wichtiger Bestandteil des Ayurveda. Sie sind leichter zu verdauen, da das Verdauungssystem weniger Energie benötigt. Verwenden Sie nur natürliche, frische, regionale und saisonale Produkte. Essen Sie nicht zu viel und kauen Sie langsam. Mischen Sie keine Milchprodukte mit Obst.
Eine warme Schüssel Brei zu essen mag anfangs seltsam erscheinen, man denkt vielleicht, dass man morgens nicht genug Zeit hat. Aus ayurvedischer Sicht liefert unser traditionelles westliches Frühstück (z. B. Brot, Käse, Marmelade, Wurst usw.) zwar viel Energie, aber nicht genügend Nährstoffe, um uns richtig zu sättigen. Aus ayurvedischer Sicht haben diese Nahrungsmittel eine kühlende Wirkung auf unseren Körper und können das Verdauungssystem schwächen. All dies kann zu Gewichtszunahme, Müdigkeit und Lethargie führen.
Idealerweise sollte das Frühstück leicht sein und vor 8 Uhr morgens eingenommen werden. Ein leichter Frühstücksbrei ist sehr zu empfehlen. Essen Sie nie in Eile oder im Gehen oder Stehen. Nehmen Sie sich Zeit, um in Ruhe eine angenehme Mahlzeit einzunehmen – und das nicht nur am Morgen. In Eile zu essen ist laut Ayurveda einer der größten Fehler, den wir machen können.

In der ayurvedischen Lehre wird Essen als Heilmittel angesehen, viele Probleme beginnen im Darm und können mit der richtigen Ernährung verhindert werden. Das Verdauungsfeuer, oder Agni, ist ein zentrales Konzept des Ayurveda und dient als Wächter unserer Gesundheit.
Rezept für ayurvedischen Frühstücksbrei:

- ✓ Das Getreide (Hafer, Buchweizen, Dinkel) in Ghee oder Kokosöl leicht anrösten.
- ✓ Gießen Sie die doppelte Menge Milch (Kuhmilch, Nussmilch oder Pflanzenmilch) oder Wasser über das Getreide und lassen Sie es ein paar Minuten quellen.
- ✓ Fügen Sie einige Gewürze (z. B. Ingwer, Kardamom oder Kurkuma) und/oder Trockenfrüchte, Nüsse, Samen oder Honig hinzu.

Experimentieren Sie ruhig!

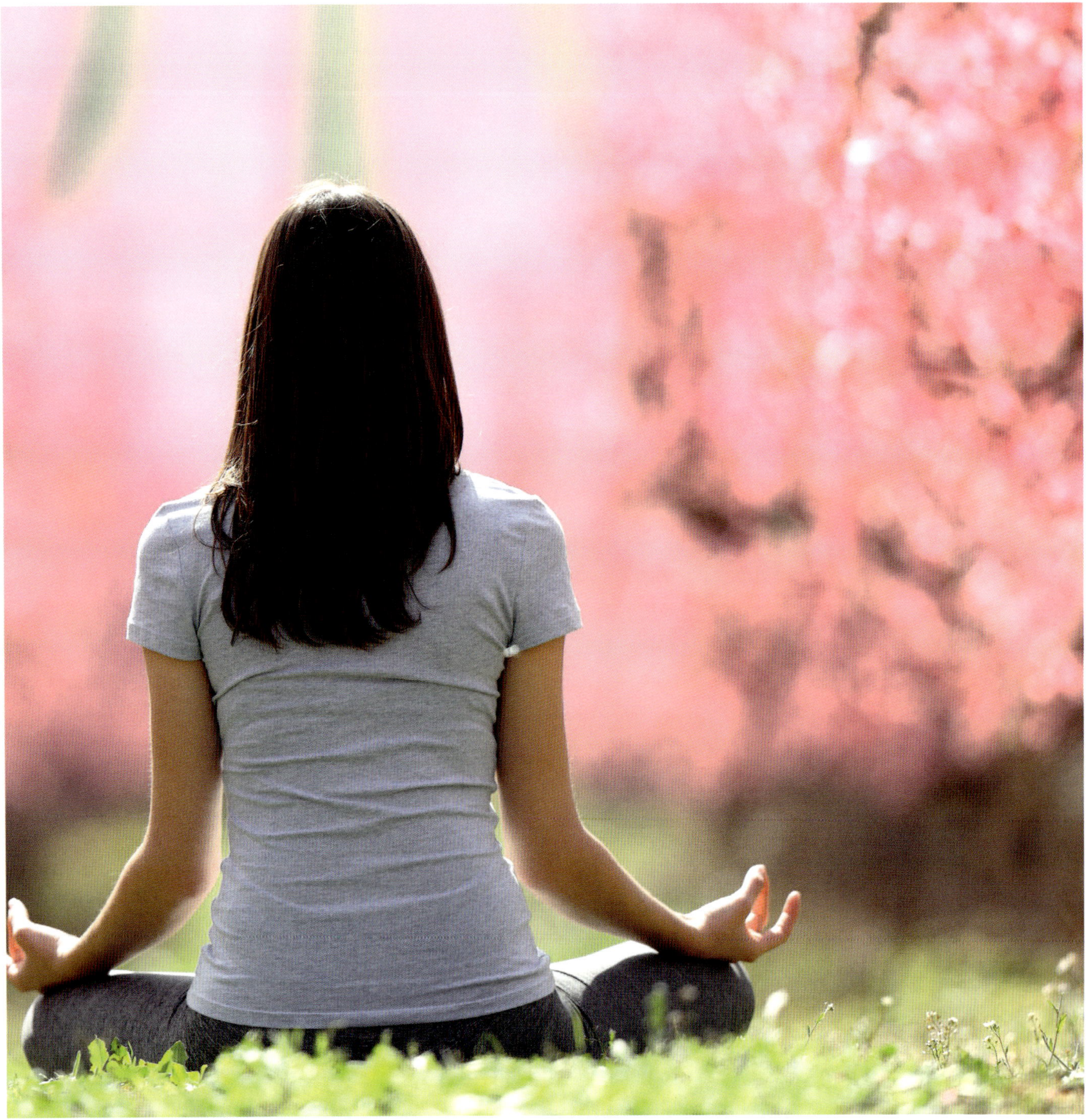

Mittagsroutine

Nachdem der Körper Zeit hatte das Frühstück zu verdauen, ist er bereit für die zweite Mahlzeit des Tages – idealerweise 4 bis 5 Stunden nach dem Frühstück. Wenn die Mahlzeiten zu nah beieinander liegen, kommt der Stoffwechsel nicht zur Ruhe, was dazu führt, dass ständig Insulin produziert und im Körper verteilt wird.
Wann immer möglich, sollte das Mittagessen die größte Mahlzeit des Tages sein, wenn die Verdauung am stärksten ist und der Körper die meisten Nährstoffe aus dieser Mahlzeit aufnehmen kann. Essen Sie mit Bedacht und so viel, dass Sie bis zum Abendessen gesättigt sind.
Wenn möglich, nehmen Sie sich nach dem Mittagessen ein paar Minuten Zeit, um sich auszuruhen oder einen kleinen Spaziergang zu machen.

Abendroutine

Manche Menschen ziehen es vor abends zu trainieren. Das ist kein Problem, solange Sie versuchen sich vor dem Essen zu bewegen oder etwas zu wählen, das die Verdauung fördert, wie Bauchatmung oder Drehhaltungen. Ein leichtes Abendessen sollte in den frühen Abendstunden stattfinden. Zu spätes Essen am Abend kann dazu führen, dass unverdaute Nahrung im Verdauungstrakt zurückbleibt, was zu einer Ansammlung von unverdautem Nahrungsmaterial (Ama) im Dickdarm führen kann. Eine schwere Mahlzeit am Abend oder in der Nacht kann zu Gewichtszunahme und anderen Kapha-bedingten Zuständen führen.
Nutzen Sie die Abende, um zur Ruhe zu kommen, die Ereignisse des Tages zusammenzufassen und zu verarbeiten und den nächsten Tag zu planen. Verbringen Sie Zeit mit Ihren Lieben und in Freude. Nutzen Sie die Zeit für Selbstreflexion oder Tagebuchführung. Wie ist der Tag gelaufen? Was habe ich heute gelernt? Habe ich mich zu einem besseren Menschen entwickelt?

Dinacharya ✓

	M	D	M	D	F	S	S
Früh aufstehen							
Zunge schaben							
Öl ziehen							
Selbstmassage							
Wasser trinken							
Ausscheidung							
Yoga							
Meditation							
Atemübung							
Dankbarkeit							
Frühstück							

BEGINNEN SIE IHR DINACHARYA

Jetzt ist es an der Zeit, Ihr persönliches Dinacharya zu beginnen. Wählen Sie anfangs nur einige wenige Praktiken aus, die Ihnen leicht fallen. Sobald sie zur Gewohnheit geworden sind, prüfen Sie, ob Sie weitere hinzufügen möchten. Sie können Ihr Dinacharya an die Jahreszeiten anpassen. Im Sommer ist es vielleicht zu heiß für Abhyanga, im Winter sollten Sie Ihre Übungen lieber drinnen machen. Sobald Sie die meisten Rituale übernommen haben, werden Sie feststellen, dass Sie sich verändern. Viele Menschen sagen, sie seien glücklicher und gesünder. Sie beugten Krankheiten vor und heilten kleine Probleme, die immer wieder auftraten.

- ✓ FRÜHES AUFSTEHEN
- ✓ ZUNGE SCHABEN
- ✓ ÖLZIEHEN
- ✓ SELBSTMASSAGE
- ✓ WASSER TRINKEN
- ✓ AUSSCHEIDUNG
- ✓ YOGA
- ✓ MEDITATION ODER PRANAYAMA
- ✓ DANKBARKEITSTAGEBUCH FÜHREN
- ✓ GESUNDES FRÜHSTÜCK

Sie können diese Tabelle von unserer Website herunterladen! www.bel-reisen.de

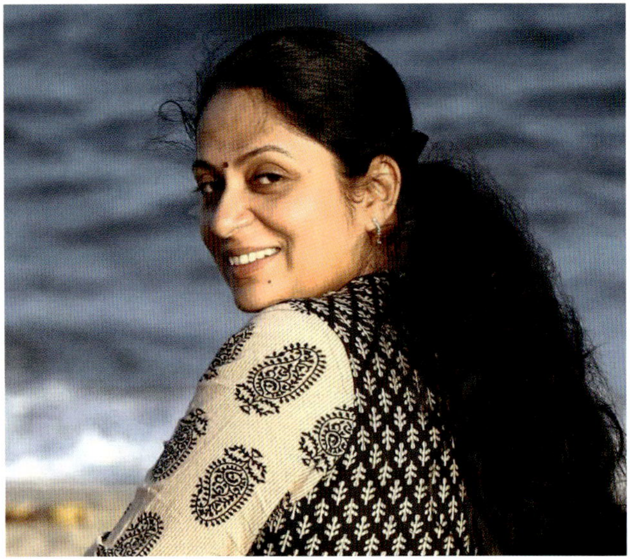

Dr. Smitha Devi Chandran ist eine ayurvedische Ärztin aus Kerala (Südwestindien) mit zwölf Jahren Erfahrung in der ayurvedisch-medizinischen Praxis. Sie ist eine zertifizierte Ayurveda-Ärztin der Rajiv Gandhi Universität für Gesundheitswissenschaften in Bangalore (Indien) und hat ihr ayurvedisch-medizinisches Studium im Jahr 2003 (BAMS) abgeschlossen. Während ihrer Studienzeit engagierte sie sich sehr in außerschulischen und sozialen Bereichen wie Programmen für Frauen aus ländlichen Gebieten zur Sensibilisierung für Gesundheitsthemen. Sie verstand sehr schnell, wie wichtig und wertvoll dieser Dienst an den Frauen war und wie viel Glück und Zufriedenheit er mit sich bringt. Frau Dr. Smitha ist derzeit leitende Ärztin im Kadaltheeram Ayurveda Beach Resort in Kerala. Dort werden mit großem Erfolg ganzheitliche Ayurvedakuren – individuell auf die Konstitution des Patienten abgestimmt – angeboten. Die Mehrzahl ihrer Patienten stammen aus Europa.
Gleichzeitig leitet sie zusammen mit ihrem Mann Dr. Manu Das, welcher ebenfalls Ayurveda-Arzt ist, eine Ayurveda Klinik in Chennai (Indien). Dr. Smitha ist der festen Überzeugung, dass bei allen Krankheiten, besonders bei chronischen und funktionellen Erkrankungen, eine Heilung und Verbesserung der Lebensqualität durch Ayurveda herbeigeführt werden kann. Durch die Verwendung von ayurvedischen Kräutern und Gewürzen können zahlreiche Krankheiten verhindert werden und tiefgreifende Erfolge erzielt werden.